51 Recetas De Comidas Para La Madre Embarazada:

Solución de Nutrición Inteligente y Dieta Apropiada Para La Madre Embarazada

Por

Joe Correa CSN

DERECHOS DE AUTOR

Esta publicación está diseñada para proveer información precisa y autoritaria respecto al tema en cuestión. Es vendido con el entendimiento de que ni el autor ni el editor están envueltos en brindar consejo médico. Si éste fuese necesario, consultar con un doctor. Este libro es considerado una guía y no debería ser utilizado en ninguna forma perjudicial para su salud. Consulte con un médico antes de iniciar este plan nutricional para asegurarse que sea correcto para usted.

RECONOCIMIENTOS

Este libro está dedicado a mis amigos y familiares que han tenido una leve o grave enfermedad, para que puedan encontrar una solución y hacer los cambios necesarios en su vida.

51 Recetas De Comidas Para La Madre Embarazada:

Solución de Nutrición Inteligente y Dieta Apropiada Para La Madre Embarazada

Por

Joe Correa CSN

CONTENIDOS

ACERCA DEL AUTOR

Luego de años de investigación, honestamente creo en los efectos positivos que una nutrición apropiada puede tener en el cuerpo y la mente. Mi conocimiento y experiencia me han ayudado a vivir más saludablemente a lo largo de los años y los cuales he compartido con familia y amigos. Cuanto más sepa acerca de comer y beber saludable, más pronto querrá cambiar su vida y sus hábitos alimenticios.

La nutrición es una parte clave en el proceso de estar saludable y vivir más, así que empiece ahora. El primer paso es el más importante y el más significativo.

INTRODUCCION

51 Recetas De Comidas Para La Madre Embarazada: Solución de Nutrición Inteligente y Dieta Apropiada Para La Madre Embarazada

Por Joe Correa CSN

Una de las experiencias más lindas en la vida de una mujer es el embarazo. Una oportunidad de crear otra vida es uno de los más grandes regalos. Sin embargo, planificar un embarazo o estar embarazada incluye prepararse para un estilo de vida más saludable.

Una dieta apropiada durante el embarazo es extremadamente importante para el desarrollo y crecimiento del bebé. Un balance perfecto de vitaminas, minerales y otros nutrientes es la clave para una nutrición apropiada antes, durante y después del embarazo.

Basado en mi investigación personal, he creado un libro que incluye una colección de recetas conteniendo todos los nutrientes importantes, tomados de alimentos diarios que son cruciales no solo para el embarazo sino para la salud general. Quiero que estas recetas le sirvan como una guía de cómo debería verse una dieta apropiada para una mujer embarazada. Proteínas, calcio, hierro y ácido fólico, son algunos de los nutrientes más importantes que debería consumir.

Mi primer y principal enfoque son las proteínas. Son las más importantes para el desarrollo de los órganos, especialmente corazón y cerebro. Las recetas con carnes, frijoles y huevos, son la mejor opción para una comida liviana y repleta de proteínas.

El calcio se encarga de la salud de los huesos y dientes, mientras que el hierro ayuda en la producción de la sangre que le provee oxígeno a su bebé. La leche, yogurt griego, queso y verdes con hojas son las mejores fuentes de estos minerales.

El ácido fólico se encuentra en alimentos con vitamina B, y previene anomalías en el cerebro y otros órganos. También puede ser encontrado en pasta, pan y vegetales de hoja verde.

He combinado estos nutrientes importantes en combinaciones sorprendentes que disfrutará cada día de su embarazo y por el resto de su vida.

Su cuerpo está en un estado de cambio constante y eso es completamente normal. Estos cambios varían de cambios de humor por desbalances hormonales a descomposturas matutinas, y los cambios físicos obvios. Una dieta apropiada es definitivamente lo mejor que puede hacer en este momento. No se vuelva la víctima de antojos, la mayoría de las mujeres caen en la trampa de antojos dulces. Esto causará mayores desbalances hormonales. En vez de dulces, escoja una opción más saludable como fruta, ya que esto le ayudará a obtener las vitaminas correctas que usted y su bebé necesitan.

Espero que este libro la inspire a elegir los mejores ingredientes para usted y su amado

.

51 RECETAS DE COMIDAS PARA LA MADRE EMBARAZADA: SOLUCIÓN DE NUTRICIÓN INTELIGENTE Y DIETA APROPIADA PARA LA MADRE EMBARAZADA

1. Parfait Cremoso de Calabaza

Ingredientes:

1 taza de Yogurt griego

1 taza de calabaza, pre cocida

2 cucharaditas de jarabe de arce

¼ cucharadita de especia de pastel de calabaza

2 cucharadas de pasas de uva, trozadas

½ cucharadita de canela, molida

4 cucharadas de granola

2 cucharadas de anacardos

Preparación:

Combinar la calabaza, jarabe de arce, especia de pastel y canela en una licuadora. Procesar hasta obtener puré.

Transferir a un tazón grande y añadir el yogurt. Mezclar hasta combinar. Hacer una capa de esta mezcla en un tazón, y otra capa con granola, pasas y anacardos. Cubrir con la mezcla de yogurt y calabaza. Rociar con canela encima y servir.

Información Nutricional por porción: Kcal: 210, Proteínas: 12.6g, Carbohidratos: 43.2g, Grasas: 12.8g

2.   Pepino con Yogurt

Ingredientes:

1 pepino grande, en trozos

1 diente de ajo, picado

1 taza de yogurt natural

1 cucharada de queso Cottage, desmenuzado

Preparación:

Pelar y cortar el pepino en rodajas finas. Mezclar con el yogurt, queso y ajo. Dejar en la nevera por 30 minutos antes de servir.

Información Nutricional por porción: Kcal: 79, Proteínas: 6.0g, Carbohidratos: 9.9g, Grasas: 1.2g

3.   Batido de Kiwi y Arándanos

Ingredientes:

½ taza de arándanos

1 kiwi mediano, sin piel y en trozos

½ banana mediana, en rodajas

1 damasco pequeño, en trozos

½ taza de Yogurt griego

1 cucharada de miel, pasteurizada

¼ cucharadita de canela, molida

Preparación:

Combinar todos los ingredientes en una licuadora hasta obtener una mezcla homogénea. Transferir a vasos y refrigerar 1 hora antes de servir.

Información Nutricional por porción: Kcal: 149, Proteínas: 6.3g, Carbohidratos: 30.4g, Grasas: 1.6g

4.   Magdalenas de Grano Entero

Ingredientes:

1 taza de leche de almendra

½ taza de salsa de manzana, sin azúcar

¼ taza de jarabe de arce

1 taza de harina de maíz

1 taza de maíz

1 taza de harina de avena

1 cucharadita de polvo de hornear

1 cucharadita de bicarbonato de sodio

1 cucharada de linaza

¼ cucharadita de sal

Preparación:

Precalentar el horno a 375°F.

Combinar la leche de almendra y linaza en un tazón pequeño. Dejar reposar por 5-7 minutos.

Combinar la harina de avena, polvo de hornear, bicarbonato de sodio, harina de maíz y sal en un tazón grande. Añadir la salsa de manzana y jarabe de arce. Verter la mezcla de leche de almendra y el maíz. Revolver bien.

Verter la mezcla en moldes de magdalenas. Llevar al horno y cocinar por 20 minutos. Remover y servir.

Información Nutricional por porción: Kcal: 179, Proteínas: 3.4g, Carbohidratos: 27.0g, Grasas: 7.2g

5.   Omelette de Espinaca y Tomate con Queso

Ingredientes:

4 huevos grandes, batidos

½ taza de queso Cottage

½ taza de cebolla, en trozos finos

1 taza de espinaca fresca, en trozos finos

6 tomates cherry, en cubos

1 cucharada de manteca

½ cucharadita de sal

¼ cucharadita de pimienta negra, molida

Preparación:

Derretir la manteca en una sartén antiadherente a fuego medio/alto. Añadir las cebollas y cocinar hasta que ablanden. Agregar los huevos y esparcir bien con una espátula. Cocinar por 3 minutos, hasta que dore.

Esparcir el queso, espinaca y tomates en una mitad del omelette. Rociar con sal y pimienta a gusto, y doblar el huevo para cubrir los vegetales. Reducir el fuego al mínimo y cocinar 2 minutos más. Remover y servir con queso extra encima.

Información Nutricional por porción: Kcal: 131, Proteínas: 9.8g, Carbohidratos: 8.2g, Grasas: 7.0g

6.   Lentejas al Curry

Ingredientes:

1 taza de lentejas, remojadas y pre cocidas

1 taza de crema baja en grasas

4 tazas de agua

¼ cucharadita de sal

½ cucharadita de cilantro, molido

½ cucharadita de Pimienta cayena, molida

¼ cucharadita de cúrcuma, molida

1 cucharadita de comino, molido

1 cebolla pequeña, en trozos

2 cucharadas de manteca

1 cucharada de Perejil chino, en trozos

Preparación:

Remojar las lentejas en agua fría por 1 hora al menos.

Verter agua en una cacerola grande y hervir, y reducir el fuego a bajo/medio. Lavar las lentejas y añadirlas a la olla. Agregar el ajo, sal, cilantro, pimienta y cúrcuma. Tapar y cocinar por 40 minutos, hasta que ablanden. Añadir más agua de ser necesario.

Derretir la manteca en una sartén antiadherente a fuego medio/bajo. Añadir la cebolla y cocinar hasta que dore. Agregar el comino y freír por 1-2 minutos más. Revolver constantemente.

Verter las cebollas en las lentejas. Cocinar a fuego mínimo por otros 5-8 minutos. Agregar la crema baja en grasas y dejar derretir. Decorar con perejil y servir.

Información Nutricional por porción: Kcal: 179, Proteínas: 8.8g, Carbohidratos: 21.9g, Grasas: 6.5g

7.   Mousse de Chocolate y Palta

Ingredientes:

2 paltas medianas, sin carozo, sin piel, y en trozos

1 banana mediana, en trozos

½ taza de polvo de cacao, crudo

5 cucharadas de leche de coco

2 cucharadas de jarabe de arce

1 cucharadita de extracto de vainilla

½ cucharadita de canela, molida

¼ cucharadita de pimienta negra, molida

1 cucharadita de ralladura de naranja

Preparación:

Combinar todos los ingredientes en una procesadora. Pulsar hasta que esté suave y transferir a tazones. Decorar con ralladura de naranja y servir. Puede refrigerarlo hasta 2 días

Información Nutricional por porción: Kcal: 439, Proteínas: 6.2g, Carbohidratos: 34.1g, Grasas: 34.1g

8.   Semillas de Chía Hindúes

Ingredientes:

1 taza de semillas de chía

1 taza de crema baja en grasas

2 dientes de ajo, en trozos

1 cucharadita de jengibre, molido

¼ cucharadita de sal

2 ajíes picantes pequeños, en trozos

1 cebolla pequeña, en trozos

Preparación:

Verter 3 tazas de agua en una olla profunda y hervir. Poner las semillas de chía y cocinar por 30 minutos a fuego mínimo, hasta que ablanden.

Añadir las especias y mezclar bien. Cocinar por 5-10 minutos más, revolviendo constantemente. Cubrir con crema baja en grasas y servir.

Información Nutricional por porción: Kcal: 512, Proteínas: 18.8g, Carbohidratos: 46.5g, Grasas: 34.4g

9.   Sopa de Garbanzos y Chile

Ingredientes:

2 cucharaditas de semillas de comino

½ taza de copos de chile

½ taza de lentejas

1 cucharada de aceite de oliva

1 cebolla morada, en trozos

3 tazas de caldo vegetal

1 taza de tomates, en trozos

½ taza de garbanzos

¼ taza de cilantro, en trozos grandes

4 cucharadas de Yogurt griego

Preparación:

Precalentar una sartén antiadherente y añadir las semillas de comino y copos de chile. Freír hasta que empiece a saltar y arroje aroma.

Añadir el aceite y cebolla y cocinar por 5 minutos. Agregar revolviendo las lentejas, caldo y tomates. Hervir y cocinar por 15 minutos, hasta que las lentejas ablanden.

Transferir la sopa a una procesadora y pulsar. Verter nuevamente en la cacerola. Agregar los garbanzos y calentar. Sazonar bien y añadir el cilantro. Finalizar con una cucharada de yogurt y hojas de cilantro.

Servir caliente.

Información Nutricional por porción: Kcal: 263, Proteínas: 15.9g, Carbohidratos: 37.1g, Grasas: 6.4g

10.   Ensalada de Rúcula y Quínoa

Ingredientes:

4 tazas de rúcula, recortada y en trozos

2 tazas de quínoa blanca, pre cocida

1 pimiento grande, en trozos

1 cebolla pequeña, en trozos

1 taza de tomates cherry, por la mitad

2 cucharadas de almendras, tostadas y en trozos

¼ taza de jugo de naranja

¼ taza de jugo de limón

¼ taza de vinagre balsámico

½ cucharadita de sal marina

¼ cucharadita de pimienta negra, molida

3 tazas de agua

Preparación:

Combinar el jugo de naranja, jugo de limón, vinagre, sal marina y pimienta en un tazón. Revolver bien y dejar a un lado.

Combinar la quínoa y agua en una olla profunda. Hervir y cocinar por 20 minutos, o hasta que ablande. Remover del fuego y lavar bajo agua fría. Colar bien y transferir a un tazón grande. Agregar la rúcula, pimiento y tomates. Rociar con el aderezo y sacudir para mezclar. Decorar con almendras tostadas.

Refrigerar por al menos 1 hora antes de servir.

Información Nutricional por porción: Kcal: 187, Proteínas: 7.1g, Carbohidratos: 31.9g, Grasas: 3.6g

11. Claras de Huevo Fritas con Queso Cottage

Ingredientes:

4 huevos grandes, batidos

1 taza de queso Cottage

¼ taza de leche sin nata

1 cucharada de aceite de oliva

1 cucharadita de sal

Preparación:

Remover las claras de las yemas y dejar a un lado.

Precalentar el aceite en una sartén antiadherente a fuego medio/alto. Mientras tanto, batir las claras de huevo, queso Cottage y leche. Rociar con sal a gusto. Verter la mezcla en la sartén y freír por 3-4 minutos, revolviendo constantemente. Remover de la sartén y rociar con perejil extra. Servir inmediatamente.

Información Nutricional por porción: Kcal: 316, Proteínas: 29.1g, Carbohidratos: 6.4g, Grasas: 19.1g

12.   Legumbres a la Mexicana

Ingredientes:

½ taza de frijoles blancos

½ taza de frijoles negros

½ taza de guisantes verdes

½ taza de frijoles verdes

1 cucharadita de polvo de chile rojo

2 cucharadas de harina común

1 cucharada de polvo de cebolla

½ cucharadita de orégano seco, molido

½ cucharadita de polvo de ajo

½ cucharadita de comino, molido

½ cucharadita de sal

3 tazas de agua

Preparación:

Poner las legumbres en un tazón grande. Añadir agua hasta cubrir y dejar remojar por la noche.

Colar bien y llevar a una olla profunda. Añadir 3 tazas de agua y hervir. Cocinar por 25 minutos, y luego agregar los otros ingredientes. Reducir el fuego al mínimo y tapar. Cocinar por 20 minutos más. Remover del fuego y servir.

Información Nutricional por porción: Kcal: 169, Proteínas: 10.5g, Carbohidratos: 31.3g, Grasas: 0.7g

13.   Batido de Manzana y Espinaca

Ingredientes:

1 taza de espinaca fresca, en trozos

1 manzana pequeña, sin centro y en trozos

1 pera grande, sin centro y en trozos

½ taza de agua

3 cucharadas de jugo de limón

1 cucharada de jugo de naranja

2 cucharadas de miel

Preparación:

Combinar los ingredientes en una procesadora. Pulsar hasta que esté suave y transferir a vasos. Añadir cubos de hielo o refrigerar por 1 hora antes de servir.

Información Nutricional por porción: Kcal: 245, Proteínas: 1.3g, Carbohidratos: 45.1g, Grasas: 0.6g

14.   Sopa Fría de Coliflor

Ingredientes:

1 libra de floretes de coliflor

1 libra de brócoli

2 filetes de pollo medianos, en piezas del tamaño de un bocado

4 dientes de ajo, aplastados

¼ taza de aceite de oliva extra virgen

1 cucharadita de sal

1 cucharada de romero seco, aplastado

Preparación:

Lavar y colar los vegetales. Cortarlos en piezas del tamaño de un bocado.

Precalentar el aceite de oliva a fuego medio/alto y añadir el ajo. Freír por 2 minutos, y agregar la coliflor, brócoli, pollo y ½ taza de agua. Reducir el fuego al mínimo y cocinar hasta que ablande.

Cuando la mayoría del líquido se haya evaporado, añadir sal y romero. Revolver bien y remover del fuego.

Dejar enfriar en la nevera antes de servir.

Información Nutricional por porción: Kcal: 182, Proteínas: 25.7g, Carbohidratos: 15.1g, Grasas: 13.2g

15.   Pollo al Comino

Ingredientes:

8 onzas de cuartos traseros de pollo, en piezas del tamaño de un bocado

4 cucharadas de miel, pasteurizada

1 cucharada de orégano seco

2 cucharadas de aceite de coco

1 cucharadita de comino, molido

1 cucharadita de sal marina

1 cucharadita de pimienta negra, molida

1 cucharada de menta fresca, en trozos

Preparación:

Precalentar el aceite en una sartén grande a fuego medio/alto.

Añadir el pollo y cocinar por 8 minutos, o hasta que dore. Agregar la cebolla y cocinar por 3 minutos más. Rociar con sal, pimienta, orégano y comino a gusto. Añadir la miel y canela, y revolver.

Cocinar por 5 minutos más. Decorar con menta y servir caliente.

Información Nutricional por porción: Kcal: 170, Proteínas: 38.5g, Carbohidratos: 11.2g, Grasas: 21.4g

16.   Crema de Avena y Mango

Ingredientes:

2 tazas de mango, sin piel y en trozos

3 cucharadas de avena

2 cucharadas de leche sin nata

2 cucharadas de Yogurt griego

1 cucharada de linaza

Preparación:

Usar las instrucciones del paquete para preparar la avena, y dejar a un lado.

Poner el mango en una procesadora y pulsar. Transferir a un tazón mediano y añadir la leche, yogurt y linaza. Decorar con menta o bayas.

Información Nutricional por porción: Kcal: 269, Proteínas: 7.0g, Carbohidratos: 57.8g, Grasas: 3.3g

17.   Moussaka de Carne

Ingredientes:

2 libra de papas grandes, sin piel y en rodajas

1 libra de carne molida magra

1 cebolla grande, sin piel y en trozos finos

1 cucharadita de sal

½ cucharadita de pimienta negra, molida

½ taza de leche

2 huevos grandes, batidos

Aceite vegetal

Crema agria o Yogurt griego, para servir

Preparación:

Precalentar el horno a 400 grados.

Engrasar el fondo de una fuente de 8x8 pulgadas con aceite vegetal. Hacer una capa con las papas en rodajas y cepillar con leche. Esparcir la carne molida y hacer otra capa con papas. Cepillar con la leche restante, añadir ½ taza de agua y cubrir.

Cocinar por 1 hora, o hasta que las papas ablanden. Al finalizar, hacer una capa final con el huevo batido y hornear por 10 minutos más.

Cubrir con crema agria o yogurt griego y servir.

Información Nutricional por porción: Kcal: 458, Proteínas: 34.9g, Carbohidratos: 36g, Grasas: 19.2g

18. Acelga con Piñones Tostados

Ingredientes:

2 onzas de Acelga, en trozos

1 pimiento amarillo mediano, en rodajas

1 manzana verde pequeña, sin centro y en trozos

¼ taza de piñones, levemente tostados

¼ bulbo de hinojo, en trozos del tamaño de un bocado

2 cucharadas de aceite de nuez

2 cucharadas de vinagre de jerez

½ cucharadita de sal

½ cucharadita de pimienta negra, molida

Preparación:

Mezclar el vinagre, sal y pimienta en un tazón. Dejar a un lado.

Combinar los vegetales en un tazón grande. Añadir la manzana y piñones. Sacudir para combinar y servir.

Información nutricional por porción: Calorías: 85, Proteínas: 2.0g Carbohidratos: 8.8g Grasas: 5.6g

19.   Magdalenas de Cacao Crudo

Ingredientes:

½ taza de linaza, molida

2 ½ taza de harina de almendra

3 cucharadita de polvo de hornear

6 cucharadas de polvo de cacao, crudo

1 cucharadita de canela, molida

2 tazas de leche de coco

1 taza de miel, pasteurizada

2 cucharaditas de polvo de vainilla

½ taza de aceite de oliva

1 cucharada de harina de coco

Preparación:

Precalentar el horno a 375°F.

Combinar los ingredientes secos en un tazón. Añadir gentilmente, batiendo, la leche de coco, miel y aceite. Mezclar con una batidora eléctrica. Formar las magdalenas usando moldes y poner dentro de pilotines.

Hornear por 15 minutos, hasta que estén listos.

Rociar con harina de coco y dejar enfriar antes de servir.

Información Nutricional por porción: Kcal: 278, Proteínas: 4.5g, Carbohidratos: 48.6, Grasas: 12.2g

20. Omelette de Jengibre

Ingredientes:

4 huevos de corral

2 cucharadas de aceite de oliva extra virgen

1 cucharadita de jengibre fresco, rallado

¼ cucharadita de pimienta negra, molida

¼ taza de pasas de uva

¼ cucharadita de sal marina

Preparación:

Batir los huevos con un tenedor. Rociar con jengibre y pimienta. Batir bien.

Precalentar el aceite en una sartén grande a fuego medio/alto. Verter la mezcla de huevo y añadir sal a gusto. Cocinar por 4 minutos. Remover del fuego y cubrir con pasas de uva. Servir inmediatamente.

Información Nutricional por porción: Kcal: 608, Proteínas: 23.5g, Carbohidratos: 31.7, Grasas: 45.8g

21. Verdes con Hoja con Nueces

Ingredientes:

2 tazas de Lechuga romana, en trozos

1 naranja grande, sin piel y en gajos

¼ taza de nueces

¼ taza de dátiles, sin carozo y en trozos finos

1 cucharada de jugo de limón fresco

Preparación:

Combinar los ingredientes en un tazón grande y rociar con jugo de limón. Mezclar bien y refrigerar por 30 minutos antes de servir.

Información Nutricional por porción: Kcal: 148, Proteínas: 12.3g, Carbohidratos: 21.6g, Grasas: 8.3g

22.   Impulsador de Zanahoria y Remolacha

Ingredientes:

2 zanahorias grandes, en trozos

2 remolachas pequeñas, recortadas y en trozos

1 cucharada de jugo de limón

1 naranja grande, sin piel y en gajos

2 cucharadas de semillas de chía

Preparación:

Combinar los ingredientes en una procesadora hasta que estén suaves. Transferir a vasos y añadir cubos de hielo. Decorar con semillas de chía.

Información Nutricional por porción: Kcal: 122, Proteínas: 6.2g, Carbohidratos: 38.1g, Grasas: 9.2g

23.   Cebollas Rellenas

Ingredientes:

10-12 cebollas dulces medianas, sin piel

1 libra de carne molida magra

½ taza de rice

3 cucharadas de aceite de oliva

1 cucharada de menta seca, molida

1 cucharadita de Pimienta cayena, molida

½ cucharadita de comino, molido

1 cucharadita de sal

½ taza de pasta de tomate

½ taza pan rallado

Un puñado de perejil fresco, en trozos finos

Preparación:

Cortar una rodaja de ¼ de la parte superior de cada cebolla y recortar un poco del fondo. Llevar a un microondas y añadir 1 taza de agua. Tapar y calentar al máximo por 10 a 12 minutos, hasta que ablanden. Remover y dejar enfriar.

Remover cuidadosamente las capas interiores, dejando una costra de ¼ de pulgada.

En un tazón grande, combinar la carne molida con el arroz, aceite de oliva, menta, pimienta cayena, comino, sal y pan rallado. Usar una cucharada de la mezcla para rellenar las cebollas.

Engrasar el fondo de una olla profunda con aceite y poner las cebollas adentro. Añadir 2 ½ tazas de agua y cubrir. Cocinar por 45 minutos a fuego medio.

Rociar con perejil o rúcula y servir con crema agria o yogurt griego.

Información Nutricional por porción: Kcal: 464, Proteínas: 34g, Carbohidratos: 48.4g, Grasas: 15.2g

24.   Estofado de Alas de Pollo

Ingredientes:

1 libra de alas de pollo

2 papas grandes, sin piel y en trozos finos

5 pimientos verdes grandes, en trozos finos y sin semillas

2 zanahorias pequeñas, en rodajas

1 tomate grande, en trozos grandes

Un puñado de perejil fresco, en trozos finos

3 cucharadas de aceite de oliva extra virgen

1 cucharada de pimienta cayena

1 cucharadita de ají picante molido fresco

1 cucharadita de sal

Preparación:

Engrasar una olla profunda con 3 cucharadas de aceite de oliva. Poner los vegetales y cubrir con el pollo. Añadir 1 cucharada de pimienta cayena, sal, y un puñado de perejil fresco.

Agregar 2 tazas de agua, tapar y cocinar por 2 horas a fuego medio.

Información Nutricional por porción: Kcal: 325, Proteínas: 11.5g, Carbohidratos: 44.5g, Grasas: 12.8g

25. Berenjenas Rellenas con Almendras

Ingredientes:

4 berenjenas medianas, por la mitad longitudinalmente

4 cebollas pequeñas, sin piel y en trozos finos

4 dientes de ajo, aplastados

¼ taza de perejil, en trozos finos

3 tomates medianos, sin piel y en trozos finos

½ taza de aceite de oliva extra virgen

1 hoja de eneldo, seco y aplastado

2 cucharadas de almendras, en trozos finos

1 cucharada de miel, pasteurizada

½ cucharadita de sal

½ cucharadita de pimienta negra, molida

Preparación:

Precalentar el horno a 300°

Poner papel manteca sobre una fuente.

Cortar las berenjenas por la mitad longitudinalmente. Remover la pulpa y transferir a un tazón. Añadir sal y dejar reposar por 30 minutos.

Precalentar el aceite en una sartén grande a fuego medio/alto. Freír las berenjenas por 3 minutos de cada lado. Usar papel de cocina para remover el exceso de aceite. Dejar a un lado.

Añadir el ajo y cebollas a la sartén. Freír por 2 minutos y agregar los tomates. Mezclar bien y cocinar hasta que ablanden.

Agregar la pulpa de berenjena y cocinar por 5 minutos más. Remover del fuego.

Rellenar la berenjena con la mezcla. Transferir a una fuente y hornear por 15 minutos.

Servir caliente con crema agria.

Información Nutricional por porción: Kcal: 219, Proteínas: 4.0g, Carbohidratos: 24.4g, Grasas: 14.0g

26.   Ensalada de Remolacha, Manzana y Espinaca

Ingredientes:

1 remolacha grande, hervida y rebanada

2 tazas de espinaca, recortada

2 cebollas de verdeo, en trozos finos

1 manzana verde pequeña, sin centro y en tiras

¼ taza de aceite de oliva

2 cucharadas de jugo de lima fresco

1 cucharada de miel, pasteurizada

1 diente de ajo, aplastado

1 cucharadita de vinagre de sidra de manzana

¼ cucharadita de pimienta negra, molida

¼ cucharadita de sal

Preparación:

Poner la remolacha en una olla profunda. Verter agua hasta cubrir y cocinar por 40 minutos, o hasta que ablande. Remover la piel y rebanar. Transferir a un tazón. Combinar el aceite de oliva, vinagre, sal, pimienta y miel. Verter sobre la remolacha y sacudir para combinar. Dejar reposar al menos 30 minutos.

Lavar y secar la manzana. Cortar en tiras finas y combinar con la remolacha, cebolla de verdeo y espinaca. Agregar el ajo y mezclar bien. Servir.

Información Nutricional por porción: Kcal: 343, Proteínas: 2.4g, Carbohidratos: 31.9g, Grasas: 25.7g

27.   Cuartos Traseros de Pollo con Jengibre y Chile

Ingredientes:

2 libras de cuartos traseros de pollo

1 cucharada de ají picante, molido

16 onzas de agua de coco

1 cucharada de jengibre, molido

1 cucharada de semillas de cilantro

8 dientes de ajo, picado

¼ taza de albahaca fresca, en trozos

½ cucharadita de sal

½ cucharadita de pimienta negra, molida

Preparación:

Poner los cuartos traseros de pollo y ajo en una olla a presión.

Rociar la carne con jengibre, chile, sal y pimienta. Verter el agua de coco y añadir la albahaca fresca. Tapar y poner el fuego a medio/bajo.

Cocinar por 8-10 horas, o hasta que ablande. Remover del fuego y revolver. Servir caliente.

Información Nutricional por porción: Kcal: 472, Proteínas: 45.9g, Carbohidratos: 6.6g, Grasas: 29.3g

28.   Desayuno de Granjero

Ingredientes:

4 huevos grandes

1 taza de espinaca bebé, en trozos

½ taza de Queso de cabra, desmenuzado

1 cucharada de aceite de oliva extra virgen

4 rebanadas de pan de trigo integral

¼ cucharadita de sal

Preparación:

Batir los huevos con un tenedor en un tazón. Cortar el queso de cabra en cubos pequeños y añadirlos al tazón.

Precalentar el aceite en una sartén antiadherente a fuego medio/alto. Añadir la espinaca y freír por 3-4 minutos, o hasta que ablande. Agregar la mezcla de huevo y queso y cocinar por 3 minutos más.

Poner el pan en la tostadora por 2 minutos. Servir con el huevo, queso y espinaca.

Información Nutricional por porción: Kcal: 345, Proteínas: 19.8g, Carbohidratos: 11.1g, Grasas: 25.1g

29. Estofado de Carne

Ingredientes:

1 libra de carne magra, en piezas del tamaño de un bocado

½ taza vinagre de vino tinto

1 cucharada de manteca

6 onzas de pasta de tomate

½ taza de zanahorias bebé, en rodajas

2 batatas medianas, sin piel y en trozos

1 cebolla grande, en trozos finos

1 taza de champiñones, en trozos

½ cucharadita de sal

1 hoja de eneldo

2 tazas caldo de carne

½ taza de guisantes verdes

1 cucharadita de tomillo seco, molido

3 dientes de ajo, picado

Preparación:

Derretir la manteca en una sartén a fuego medio/alto. Añadir la carne y freír hasta que ennegrezca, revolviendo constantemente.

Transferir la carne a una olla a presión y reservar la sartén. Agregar las cebollas y cocinar por 5 minutos.

Verter el vino y pasta de tomate en la sartén, y luego en la olla a presión. Añadir los otros ingredientes y revolver bien. Tapar y cocinar por 1 hora. Agregar los guisantes y cocinar por 15 minutos más. Remover del fuego y servir.

Información Nutricional por porción: Kcal: 216, Proteínas: 21.1g, Carbohidratos: 19.8g, Grasas: 5.6g

30. Cerdo Hawaiano

Ingredientes:

4 libras de hombros de cerdo

1 lata de ananá en trozos

2 cucharaditas de jengibre, rallado

1 zanahoria mediana, en rodajas

1 pimiento grande, en trozos

1 taza de caldo de carne

1 cucharadita de sal

Preparación:

Poner la carne en una olla grande. Añadir la zanahoria, pimiento y ananá con todo su líquido. Verter el caldo de carne y añadir agua para ajustar el espesor. Rociar con jengibre y sal a gusto. Tapar y cocinar por 1 hora a fuego medio/bajo. Remover del fuego, revolver y servir.

Información Nutricional por porción: Kcal: 239, Proteínas: 43.0g, Carbohidratos: 4.0g, Grasas: 39.0g

31.   Batido de Coco y Mango

Ingredientes:

1 taza de mango, en trozos

½ taza de Yogurt griego

1 taza de leche de coco

1 naranja grande, sin piel y en gajos

1 cucharada de harina de coco

1 cucharada de jugo de limón

1 cucharadita de ralladura de limón

Preparación:

Combinar el mango, yogurt, leche de coco, naranja y jugo de limón en una procesadora. Pulsar hasta que esté suave y transferir a vasos. Cubrir con harina de coco y rociar con ralladura de limón. Refrigerar por 30 minutos antes de servir.

Información Nutricional por porción: Kcal: 313, Proteínas: 6.8g, Carbohidratos: 30.2g, Grasas: 20.8g

32.   Patas de Cordero a Fuego Lento

Ingredientes:

2 libras de patas de cordero

1 cucharadita de pimienta negra, molida

1 cucharadita de sal marina

2 zanahoria medianas, en trozos

¼ taza de aceite de oliva

4 dientes de ajo, picado

4 tazas de marinara sauce

1 cebolla grande, en trozos

Preparación:

Poner los ingredientes en una olla a presión. Cocinar a fuego mínimo por 8 horas. Cuando la carne se separe del hueso, estará listo.

Información Nutricional por porción: Kcal: 312, Proteínas: 27.6g, Carbohidratos: 16.9g, Grasas: 14.4g

33. Brownies de Capa Triple

Ingredientes:

20 onzas de mezcla para brownies (1 paquete)

3 huevos grandes

¼ taza de agua

½ taza de aceite

1 cucharada de mantequilla de maní

16 onzas de cubierta de queso crema

12 onzas de chips de chocolate

2 ½ taza de cereal de arroz crujiente

Preparación:

Precalentar el horno a 300°F.

Poner la mezcla para brownies en un tazón grande. Añadir los huevos batidos, agua y aceite lentamente, revolviendo. Formar las galletas y esparcir en una fuente engrasada grande.

Hornear por 30-35 minutos, hasta que doren. Remover del fuego y dejar enfriar. Esparcir la cubierta sobre cada brownie.

Derretir la mantequilla de maní en una sartén antiadherente mediana a fuego medio/bajo. Añadir los chips de chocolate y revolver constantemente. Remover del fuego cuando estén combinados.

Esparcir la mezcla sobre los brownies, y refrigerar por 1 hora antes de servir.

Información Nutricional por porción: Kcal: 310, Proteínas: 2.7g, Carbohidratos: 43.8g, Grasas: 14.9g

34.   Rodajas de Queso Crema

Ingredientes:

2 x 8 onzas de rollos de medialunas, separados

1 libra de queso crema, ablandado

1 cucharadita de extracto de vainilla

½ taza de miel, pasteurizada

1 cucharadita de canela, molida

1 yema de huevo

1 clara de huevo

Preparación:

Precalentar el horno a 350°.

Poner una lata de rollos de medialunas en una fuente engrasada.

Combinar el queso crema, vainilla, miel y yema de huevo en una licuadora. Esparcir esta mezcla sobre los rollos. Poner los rollos restantes sobre la mezcla.

En otro tazón, batir los huevos hasta que estén espumosos y verter sobre la masa. Rociar con canela.

Hornear por 20-25 minutos, o hasta que ennegrezca. Remover del horno y dejar enfriar. Cortar en rodajas y servir.

Información Nutricional por porción: Kcal: 299, Proteínas: 7.5g, Carbohidratos: 32.6g, Grasas: 16.0g

35.　Avena con Mantequilla de Maní

Ingredientes:

1 taza de copos de avena, pre cocidos

1 taza de leche de almendra, sin endulzar

2 cucharadas de mantequilla de maní, orgánica

1 cucharada de jarabe de frutilla

1 cucharadita de canela, molida

Preparación:

Poner los ingredientes en un tazón y revolver bien hasta obtener una mezcla suave. Añadir agua de ser necesario. Verter esta mezcla en un vaso alto y dejar en la nevera por la noche.

Información Nutricional por porción: Kcal: 554, Proteínas: 12.2g, Carbohidratos: 44.9g, Grasas: 39.3g

36.   Sándwich de Huevo y Queso

Ingredientes:

4 huevos grandes

1 taza de queso Cottage

1 cucharadita de perejil seco, en trozos

8 rebanadas finas de pan de trigo integral

8 Hojas enteras de lechuga romana

1 tomate mediano, en rodajas finas

½ cucharadita de sal

Preparación:

Hervir los huevos por 10 minutos. Dejar enfriar y pelar. Cortar en rodajas finas.

Poner la hoja de lechuga en una rebanada de pan. Hacer 1 capa con 1 cucharada de queso, 1 o 2 rodajas de tomate, y cubrir con huevo. Repetir el proceso con los ingredientes restantes. Rociar con sal y servir.

Información Nutricional por porción: Kcal: 177, Proteínas: 15.8g, Carbohidratos: 13.1g, Grasas: 6.7g

37.   Batido Proteico con Yogurt Griego

Ingredientes:

3 tazas de Yogurt griego

3 clara de huevos

1 taza de jugo de manzana fresco

2 cucharadas de jugo de naranja, recién exprimido

½ taza de mango congelado, en trozos

½ taza de ananá congelado, en trozos

1 cucharada de miel, pasteurizada

Preparación:

Combinar los ingredientes en una licuadora y mezclar por 30-40 segundos. Transferir a vasos y refrigerar por 30 minutos antes de servir.

Información Nutricional por porción: Kcal: 204, Proteínas: 14.5g, Carbohidratos: 32.4g, Grasas: 2.5g

38. Omelette Verde

Ingredientes:

4 huevos grandes

1 taza de espinaca bebé, en trozos

1 cebolla pequeña, en trozos

¼ cucharadita de pimienta roja, molida

¼ cucharadita de sal marina

1 cucharada de Queso parmesano, rallado

1 cucharada de aceite de oliva

Preparación:

Batir los huevos con un tenedor en un tazón grande. Añadir la espinaca bebé y queso parmesano. Sazonar con sal y pimienta a gusto, y batir bien para combinar.

Precalentar el aceite en una sartén antiadherente grande a fuego medio/alto. Verter la mezcla de huevo y cocinar por 3-4 minutos, o hasta que esté listo.

Servir con vegetales crudos.

Información Nutricional por porción: Kcal: 271, Proteínas: 18.1g, Carbohidratos: 6.2g, Grasas: 20.1g

39. Ensalada de Espárragos y Alcachofa

Ingredientes:

6 corazones de alcachofa medianos

1 taza de espárragos, recortados

1 taza de champiñones, en trozos

1 taza de tomates cherry, por la mitad

1 taza de Lechuga romana, en trozos

½ taza de aceitunas negras, sin carozo

½ taza de aceitunas verdes, sin carozo

3 cucharadas de jugo de limón

2 cucharadas de manteca

2 cucharaditas de Mostaza de Dijon

2 dientes de ajo, picado

4 cucharadas de aceite de oliva

1 cucharadita de sal marina

½ cucharadita de pimienta negra, molida

Preparación:

Precalentar el horno a 400°.

Mezclar el jugo de limón, mostaza, ajo, 2 cucharadas de aceite, sal y pimienta en un tazón. Revolver bien para combinar y dejar reposar.

Engrasar una fuente de hornear mediana con 2 cucharadas de aceite. Añadir los espárragos y rociar con sal a gusto. Hornear por 5 minutos y remover del horno. Dejar a un lado.

Derretir la manteca en una cacerola antiadherente a fuego medio/alto. Añadir los champiñones y cocinar por 5 minutos. Remover del fuego y dejar a un lado.

Combinar la lechuga, tomate, aceitunas verdes, alcachofas y aceitunas negras en un tazón de ensalada grande. Añadir los espárragos y champiñones, y sacudir para combinar. Rociar con el aderezo y revolver. Refrigerar antes de servir.

Información Nutricional por porción: Kcal: 176, Proteínas: 5.2g, Carbohidratos: 16.4g, Grasas: 12.1g

40.   Pechuga de Pollo al Ajo

Ingredientes:

5 libras de pechuga de pollos

2 tazas caldo de pollo

½ cucharadita de pimienta negra, molida

2 dientes de ajo, picado

2 pimientos grandes, en trozos

1 taza de tomates, en cubos

½ cucharadita de sal

¼ cucharadita de pimienta negra, molida

Preparación:

Poner la carne en una olla profunda y verter el caldo de pollo. Tapar y cocinar por 4 horas a fuego medio/bajo.

Mientras tanto, precalentar una sartén antiadherente a fuego medio/alto. Añadir el ajo y freír hasta que trasluzca. Agregar los pimientos, tomates, y rociar con sal y pimienta a gusto. Cocinar por 2 minutos y agregar la harina, revolviendo. Cocinar por 1 minuto más y luego verter la mezcla a la olla. Revolver bien y añadir agua para ajustar el espesor. Cocinar por 1 hora y remover del fuego. Servir caliente.

Información Nutricional por porción: Kcal: 376, Proteínas: 55.9g, Carbohidratos: 2.5g, Grasas: 14.3g

41.   Batido de Jengibre y Durazno

Ingredientes:

2 duraznos grandes, sin piel y en rodajas

1 taza de Yogurt griego

3 cucharadas de jugo de mango

1 cucharadita de jengibre, rallado fresco

1 cucharada de linaza

Preparación:

Combinar todos los ingredientes en una procesadora y pulsar hasta que esté suave. Añadir cubos de hielo y pulsar nuevamente. Decorar con frutas o semillas.

Información Nutricional por porción: Kcal: 280, Proteínas: 7.6g, Carbohidratos: 61.8g, Grasas: 3.0g

42.   Hamburguesas al Cilantro-Ajo con Parmesano

Ingredientes:

2 latas de lentejas, coladas

3 dientes de ajo, picado

½ taza de pan rallado

¼ taza de queso parmesano, rallado

1 huevo, batido

2 tazas de agua

½ taza de harina común

1 cucharada de aceite vegetal

½ cucharadita de sal

¼ cucharadita de pimienta negra, molida

Preparación:

En un tazón mediano, aplastar las lentejas con un tenedor y mezclar con el ajo, pan rallado y queso. Formar las hamburguesas y dejar a un lado.

Batir el huevo y agua en un tazón mediano. Combinar la harina, sal y pimienta en otro tazón. Cubrir cada hamburguesa con la mezcla de harina, remojar en huevo y nuevamente en harina.

Precalentar el aceite en una sartén grande a fuego medio/alto. Freír las hamburguesas por 2-3 minutos de cada lado.

Servir con pan caliente o pan pita con cilantro, yogurt, cebolla, tomates o cualquier cosa que le guste.

Información Nutricional por porción: Kcal: 417, Proteínas: 25.6g, Carbohidratos: 64.4g, Grasas: 6.3g

43.   Ensalada Verde con Frutillas y Palta

Ingredientes:

1 taza de rúcula fresca, recortada y en trozos

1 taza de endivia fresca, recortada y en trozos

1 taza de berro fresco, en trozos

1 taza de espinaca fresca, en trozos finos

1 pepino pequeño en rodajas

1 taza de frutillas, por la mitad

1 taza de palta, en cubos

3 cucharadas de almendras, en trozos grandes

3 cucharadas de aceite de oliva

2 cucharadas de vinagre balsámico

1 cucharadita de sal marina

¼ cucharadita de pimienta negra, molida

Preparación:

Combinar el aceite, vinagre, sal y pimienta en un tazón. Revolver bien y dejar a un lado.

Mezclar la rúcula, endivia, berro, espinaca y pepino. Añadir las frutas. Rociar con el aderezo y sacudir para combinar. Rociar con almendras y refrigerar por 1 hora antes de servir.

Información Nutricional por porción: Kcal: 222, Proteínas: 3.1g, Carbohidratos: 10.6g, Grasas: 20.2g

44.   Kebab de Carne y Pollo

Ingredientes:

1 libra de filetes de ternera magra, en trozos del tamaño de un bocado

1 libra de pechuga de pollo, sin hueso ni piel, y en trozos del tamaño de un bocado

12 onzas de champiñones, en rodajas

3 zanahorias grandes, en rodajas

2 cucharadas de manteca, ablandada

1 cucharada de aceite de oliva

1 cucharada de pimienta cayena

1 cucharadita de sal

½ cucharadita de pimienta negra recién molida

Un puñado de hojas de apio frescas, en trozos finos

3.5 onzas de raíz de apio, en trozos finos

Preparación:

Engrasar el fondo de una olla profunda con 1 cucharada de aceite de oliva. Añadir la carne, zanahoria, sal, pimienta,

pimienta cayena y raíz de apio. Revolver bien y agregar 2 tazas de agua. Cocinar por 35-40 minutos a fuego medio/alto, o hasta que la carne esté cocida a medias.

Agregar la pechuga de pollo, manteca y 1 taza de agua. Continuar cocinando por 30 minutos más, hasta que la carne esté cocida y blanda.

Añadir los champiñones y apio. Cocinar 10 minutos más a fuego medio. Servir caliente.

Información Nutricional por porción: Kcal: 373, Proteínas: 37.6g, Carbohidratos: 11.3g, Grasas: 20g

45.   Gachas de Banana y Nueces

Ingredientes:

1 banana grande, en rodajas

2 tazas de leche de coco, sin endulzar

1 cucharadita de canela, molida

½ taza de anacardos, en trozos

½ taza de almendras, en trozos

½ taza de nueces pecanas, en trozos

½ cucharadita de sal

Preparación:

Combinar todas las nueces en un tazón grande. Añadir agua hasta cubrir. Rociar con sal y dejar en remojo por la noche.

Colar bien y lavar con agua fría. Transferir a una procesadora y añadir la banana, leche de coco y canela. Pulsar hasta que esté suave y espeso.

Transferir la mezcla a una cacerola antiadherente. Cocinar por 5 minutos a fuego medio/alto. Revolver ocasionalmente. Remover del fuego y dejar enfriar. Transferir a tazones y cubrir con nueces extra.

Información Nutricional por porción: Kcal: 499, Proteínas: 8.6g, Carbohidratos: 23.5g, Grasas: 45.1g

46.   Panqueques de Almendra

Ingredientes:

1 taza harina de almendra

2 huevos grandes

½ taza agua

½ cucharadita de bicarbonato de sodio

¼ cucharadita de sal

¼ cucharadita de miel, pasteurizada

2 onzas de manteca

Preparación:

Combinar la harina, sal y bicarbonato de sodio en un tazón grande. Revolver bien y dejar a un lado.

En otro tazón, combinar los huevos, miel y 1 cuchara de manteca. Batir hasta que esté bien combinado. Verter la mezcla de huevo en el tazón con la harina y mezclar bien. Si está muy espeso, añadir agua. Cubrir y dejar reposar por 15 minutos.

Añadir la manteca restante a una sartén antiadherente y derretir a fuego medio/alto. Verter la mezcla, lo suficiente hasta cubrir el fondo de la sartén. Cocinar por 2 minutos, dar vuelta y repetir.

Poner los panqueques en un plato y cubrir con miel y nueces.

Información Nutricional por porción: Kcal: 168, Proteínas: 4.3g, Carbohidratos: 16.3g, Grasas: 9.5g

47.   Pudín de Coco y Mora con Chía y Pistachos}

Ingredientes:

1 taza de leche de almendra

½ cucharadita de extracto de almendra

½ taza de moras frescas, aplastadas

3 cucharadas de semillas de chía

1 cucharada de coco rallado

¼ taza de pistachos, en trozos

Preparación:

Combinar las moras aplastadas, semillas de chía, extracto de almendra, leche de almendra y coco rallado en un tazón grande.

Cubrir el tazón con film y refrigerar por al menos 12 horas antes de servir.

Cubrir con pistachos al servir.

Información Nutricional por porción: Kcal: 453, Proteínas: 9.8g, Carbohidratos: 21.6g, Grasas: 38.1g

48.   Tortilla de Desayuno de Arándanos

Ingredientes:

½ taza de arándanos frescos

1tbsp of manteca

4 huevos, batidos

1 cucharadita de manteca de almendra

¼ cucharadita de pimienta negra, molida

¼ cucharadita de sal

1 cucharadita de canela, molida

Preparación:

Combinar la manteca de almendra, huevos, canela y pimienta en un tazón. Batir bien y dejar a un lado.

Derretir la manteca en una sartén antiadherente mediana a fuego medio/alto. Verter la mezcla de huevo y cocinar por 3 minutos. Cubrir con arándanos y reducir el fuego al mínimo. Tapar y cocinar por 6-8 minutos más.

Remover la tapa, dar vuelta la tortilla y cocinar por 3-4 minutos más. Remover del fuego y dividir en 2 porciones.

Información Nutricional por porción: Kcal: 250, Proteínas: 13.2g, Carbohidratos: 8.5g, Grasas: 19.2g

49. Bulgur y Garbanzos

Ingredientes:

2 tazas de garbanzos, pre cocidos

2 tazas de bulgur, pre cocidos

1 calabacín mediano, sin piel y en trozos

1 calabaza mediana, por la mitad y en rodajas

½ taza de albahaca fresca, en trozos

4 tazas de caldo vegetal

1 cebolla mediana, en trozos

1 cucharada de aceite vegetal

2 dientes de ajo, picado

½ cucharadita de sal

¼ taza de pimienta negra, molida

1 cucharadita de tomillo seco, molido

Preparación:

Combinar el bulgur y caldo vegetal en una olla profunda. Hervir y cocinar, y luego reducir el fuego al mínimo. Tapar y continuar cocinando hasta que el líquido evapore. Dejar a un lado.

Poner los garbanzos en una olla de agua hirviendo. Cocinar hasta que ablanden y remover del fuego. Colar, lavar y dejar a un lado.

Precalentar el aceite en una sartén antiadherente grande a fuego medio/alto. Añadir las cebollas y cocinar por 3-4 minutos, o hasta que trasluzcan. Agregar el ajo, tomillo y 2 cucharadas de agua. Cocinar por 2 minutos y añadir la calabaza, calabacín y garbanzos. Continuar cocinando 10 minutos más, o hasta que ablanden. Revolver ocasionalmente.

Reducir el fuego al mínimo y añadir el bulgur. Revolver bien y tapar. Cocinar por 10 minutos más. Remover del fuego y rociar con albahaca, sal y pimienta. Servir caliente.

Información Nutricional por porción: Kcal: 386, Proteínas: 17.3g, Carbohidratos: 70.2g, Grasas: 6.1g

50.   Batido de Menta y Melón

Ingredientes:

2 tazas de melón, en trozos

1 pepino grande, en trozos

1 manzana pequeña, sin centro y en trozos

2 cucharadas de menta fresca, picada

2 cucharadas de jugo de lima

1 cucharada de Nueces brasileras

Preparación:

Combinar todos los ingredientes en una procesadora. Pulsar hasta que esté suave. Transferir a vasos, añadir cubos de hielo y decorar con menta.

Información Nutricional por porción: Kcal: 119, Proteínas: 2.5g, Carbohidratos: 18.1g, Grasas: 5.4g

51.   Barras de Calabaza y Chocolate

Ingredientes:

2 huevos grandes, batidos

½ taza de aceite

18 onzas de mezcla amarilla de torta (1 paquete)

1 cucharadita de especia de pastel de calabaza

1 taza de chocolate negro, derretido

½ taza de almendras, en trozos

1 cucharada de semillas de calabaza

Preparación:

Precalentar el horno a 350°.

Combinar el aceite y huevos en un tazón. Añadir la mezcla de torta y especia de pastel de calabaza, y revolver hasta que esté bien combinado.

Agregar el chocolate, almendras y semillas de calabaza. Formar las barras y esparcir en una fuente engrasada. Hornear por 20-30 minutos, remover del fuego y cortar en el tamaño deseado. Servir con yogurt o jalea casera.

Información Nutricional por porción: Kcal: 227, Proteínas: 3.0g, Carbohidratos: 25.6g, Grasas: 12.8g

OTROS TITULOS DE ESTE AUTOR

70 Recetas De Comidas Efectivas Para Prevenir Y Resolver Sus Problemas De Sobrepeso: Queme Calorías Rápido Usando Dietas Apropiadas y Nutrición Inteligente

Por

Joe Correa CSN

48 Recetas De Comidas Para Eliminar El Acné: ¡El Camino Rápido y Natural Para Reparar Sus Problemas de Acné En 10 Días O Menos!

Por

Joe Correa CSN

41 Recetas De Comidas Para Prevenir el Alzheimer: ¡Reduzca El Riesgo de Contraer La Enfermedad de Alzheimer De Forma Natural!

Por

Joe Correa CSN

70 Recetas De Comidas Efectivas Para El Cáncer De Mama: Prevenga Y Combata El Cáncer De Mama Con una Nutrición Inteligente y Alimentos Poderosos

Por

Joe Correa CSN

www.ingramcontent.com/pod-product-compliance
Lightning Source LLC
Chambersburg PA
CBHW051035030426
42336CB00015B/2888